AF494796

CONTRIBUTION A L'ÉTUDE

DE CERTAINES

FORMES DE PERSISTANCE

DE LA

MEMBRANE PUPILLAIRE

SIMULANT DES SYNÉCHIES D'ORIGINE PATHOLOGIQUE

PAR

LE DOCTEUR J.-M.-J^h GIRE

LYON
IMPRIMERIE LUCIEN DUC & FRANCIS DEMAISON
101, Grande Rue de la Guillotière, 101

1883

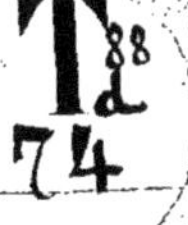

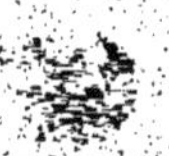

CONTRIBUTION A L'ÉTUDE

DE CERTAINES

FORMES DE PERSISTANCE

DE LA

MEMBRANE PUPILLAIRE

SIMULANT DES SYNÉCHIES D'ORIGINE PATHOLOGIQUE

PAR

M. le docteur J.-M.-Jn GIRE

LYON
IMPRIMERIE LUCIEN DUC & FRANCIS DEMAISON
101, Grande Rue de la Guillotière, 101

1883

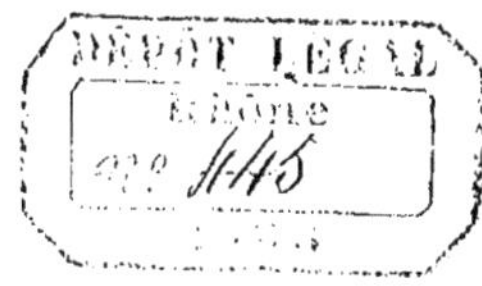

DE

CERTAINES FORMES DE PERSISTANCE

DE LA MEMBRANE PUPILLAIRE

SIMULANT DES SYNÉCHIES D'ORIGINE PATHOLOGIQUE

Lyon. — Imprimerie L. Duc et F. Demaison, Grande Rue de la Guillotière, 101.

INTRODUCTION

Avant d'être constitué de manière à percevoir les impressions lumineuses, l'œil, comme tous les autres organes de l'économie, a passé par des phases successives de développement, phases que nous pouvons appeler période de transition, pendant lesquelles son appareil dioptrique ainsi que ses membranes ont pris naissance et se sont peu à peu perfectionnés.

A ces différents stades correspond la présence de certains tissus nécessaires à ce moment, mais destinés à disparaître plus tard. Indispensables pendant la période formative de l'organe, ils en gêneraient le fonctionnement, une fois celui-ci développé et apte à remplir son rôle physiologique.

Parmi ces tissus transitoires, il peut s'en trouver qui, par suite d'une raison à nous inconnue, n'obéissent pas à la loi commune et persistent en totalité ou en partie.

Ce sont des phénomènes de ce genre, dans certains cas de persistance de la membrane pupillaire, pouvant parfaitement simuler des synéchies iriennes d'origine pathologique, qui nous ont donné l'idée de ce travail.

Nous avons réuni et comparé entre eux tous les faits épars dans la science que nous avons pu recueillir ; nous y avons ajouté ceux que nous avons pu observer nous-même. Ils nous ont paru de nature à jeter un certain jour sur la question de diagnostic entre des lésions quelquefois si semblables d'aspect, et pourtant si différentes d'origine.

Dans le cadre de ce travail, nous ne parlerons qu'incidemment de l'atrésie pupillaire complète qui peut provenir de deux sources. Est-elle pathologique, le processus qui lui a donné naissance est assez grave pour n'avoir pu échapper à l'observation; est-elle congénitale, les parents de l'enfant l'ont vite reconnue.

Nous envisagerons donc seulement les variétés pouvant donner lieu à des erreurs de diagnostic, c'est-à-dire les persistances incomplètes, filiformes, le plus souvent.

Le plan que nous avons cru devoir suivre, dans ce modeste travail, est le suivant :

Après avoir rappelé dans un premier chapitre l'embryogénie du cristallin, du corps vitré et de l'iris, celle surtout de la membrane pupillaire, le siége et l'évolution de cette dernière, passé rapidement sur la structure de l'iris à l'état normal et adulte, nous indiquerons les rapports de la région qui nous occupe.

Dans un second chapitre, nous passerons aux affections intra et extra-utérines qui peuvent amener des lésions dans cette région : mais nous étudierons surtout celles qui pourraient avoir comme conséquence des synéchies.

Un troisième chapitre contiendra les faits principaux qu'il nous à été donné d'observer personellement, et ceux que nous avons pu recueillir dans les auteurs.

Le quatrième chapitre sera consacré à la discussion de ces faits, de manière à faire ressortir les éléments principaux sur lesquels doit se baser le diagnostic différentiel dans certaines circonstances.

Avant d'entrer en matière, nous tenons à remercier M. le professeur Gayet, notre maître, pour la bienveillance qu'il a eue pour nous, pendant deux ans que nous avons eu l'honneur de suivre ses leçons.

Que tous nos maîtres reçoivent ici l'expression de notre respect et de notre reconnaissance.

Qu'il nous soit permis d'adresser nos plus vifs remerciements à M. Albert Masson, chef du laboratoire de M. le professeur Gayet, pour les soins et le zèle qu'il a mis pour nous diriger dans nos délicates recherches.

CHAPITRE PREMIER

EMBRYOGÉNIE

Vers la 3ᵉ semaine de la vie intra-utérine, la vésicule optique primitive passe à son second stade: elle devient secondaire. Elle se retourne comme un doigt de gant et la moitié antérieure vient s'appliquer contre la moitié postérieure ; alors, au lieu de présenter une sorte d'hémisphère, elle a la forme d'un croissant à concavité externe et latérale. On est convenu d'appeler le feuillet externe de ce croissant lame proximale, et le feuillet interne, qui n'est que la moitié antérieure de la vésicule primitive, lame distale. Ce croissant limite un espace qui n'est autre que la fossette cristallinienne. Pendant que la vésicule optique passe au second stade, il se produit du côté de l'ectoderme un phénomène analogue à celui qui a eu lieu pour celle-là. Ce dernier s'invagine à son tour, vient remplir la fossette cristallinienne pour former le cristallin.

Corps vitré. — Pendant que l'ectoderme s'invagine, une mince couche de mésoderme reste interposée entre la vésicule optique et l'ectoderme : c'est ce qui constituera, d'après la plupart des auteurs, la membrane vasculaire du cristallin et le rudiment du corps vitré ; pour d'autres, le corps vitré est formé à la même époque, mais par des cellules embryonnaires du mésoderme qui s'avance de bas en haut par la fente optique.

Peu de temps après, l'ectoderme qui, en se retournant, a formé comme une gourde avec goulot, voit les parois de celui-ci se rapprocher de plus en plus, s'étrangler et se fusionner. A cette période, il est facile de comprendre ce qui s'est passé. Au centre du bourgeon invaginé, se trouvent les cellules ectodermiques ou cornées avec leurs différentes couches : c'est le cristallin à l'état embryonnaire. Autour, l'on voit une couche de mésoderme, rudiment du corps vitré en arrière du cristallin ; c'est encore, comme nous l'avons déjà dit, cette couche de mésoderme qui doit constituer l'appareil vasculaire du cristallin. Quant à la capsule cristallinienne, on ignore son mode de formation. C'est probablement la lame basale située immédiatement au-dessous de l'épithélium corné qui lui donnerait naissance. La partie antérieure de la membrane vasculaire du cristallin est ce que l'on appelle membrane pupillaire. A la fin du premier mois de la vie embryonnaire, elle existe comme membrane propre, elle offre la forme d'une pellicule claire, épaisse, formée de cellules avant de recevoir des vaisseaux.

Les autres membranes qui existent à la partie postérieure du cristallin, en tant qu'enveloppes ayant une existence propre, n'existent pas. Les vaisseaux sont supportés par les parties les plus antérieures du corps vitré.

Nous avons vu la mince couche de mésoderme qui ferme le trou optique, constituer la membrane pupillaire. Cette membrane serait, d'après certains auteurs, la cornée primitive. Après avoir atteint une certaine épaisseur, elle se diviserait en deux couches, l'une mince et riche en vaisseaux, ce serait la membrane pupillaire; l'autre représenterait la cornée proprement dite. Plus tard, entre ces deux assises, se développerait une fissure qui se revêtirait d'un endothélium analogue aux espaces lymphatiques. Cette fissure ou cavité se montre d'abord au voisinage de l'iris. La membrane fibreuse de l'œil est visible chez l'homme à la fin du deuxième et vers le milieu du troisième mois. Elle devient transparente à la fin du troisième ou au commencement du quatrième mois.

La tunique vasculaire de l'œil, ou choroïde, fait corps dès le commencement avec la membrane pupillaire. Elle reste stationnaire jusqu'à ce qu'apparaissent des vaiseaux à la membrane capsulo-pupillaire. Ce fait est d'autant plus intéressant à noter que, dans plusieurs de nos observations, nous verrons la coïncidence de l'arrêt de développement de la choroïde avec les anomalies de structure de l'iris. Alors s'ajoutent de nouvelles cellules tout autour de celle-ci: elles se condensent, se pressent de plus en plus et constituent la sclérotique. Ceci a lieu aux dépens du mésoderme tout autour et en arrière de la lamelle proximale de la vésicule optique secondaire.

Iris.—Vers le troisième mois de la vie utérine, la membrane vasculaire de l'œil bourgeonne en avant des replis de la vésicule optique. Ce bourgeon se confond avec la membrane pupillaire, dont il paraît un épaississement, et forme ainsi un bourrelet limité d'un côté par les replis cités plus haut, de l'autre par la membrane vasculaire de l'œil et enfin par la membrane capsulo-pupillaire. Ces trois membranes, ou pour parler plus clairement ces deux membranes, car la capsulo-pupillaire se continue sans interruption, et ne forme qu'une membrane, se confondent en avant sous le nom de membrane pupillaire. A mesure que l'iris se développe, la chambre antérieure déjà citée apparaît, les deux lamelles de la vésicule optique s'allongent, le pigmentum nigrum ou lamelle proximale, qui sera plus tard la couche pigmentée polygonale de la rétine, empiète sur la lamelle distale et vient former à la face postérieure de l'iris une double couche de cellules de pigment.

Assez longtemps après l'apparition de l'iris, en arrière et tout près de celui-ci, apparaît le corps ciliaire par prolifération de la tunique vasculaire. La vésicule optique y prend part aussi en se plissant : mais la lamelle distale ne se pigmente pas.

Ces détails préliminaires étant connus, nous passons à l'anatomie et physiologie de la membrane pupillaire ; nous nous contenterons de dire quelques mots sur l'iris.

Anatomie de la membrane pupillaire

Cette membrane, produit de l'assise de cutis qui s'est détachée du tégument externe lors de la formation du cristallin, est connue depuis longtemps. Wachendorff la décrit pour la première fois en 1738. Mueller et Henle, en 1832, étudient sa continuation jusqu'au bord de la lentille avec la membrane capsulaire proprement dite, membrane essentiellement vasculaire. Elles sont donc en continuité et forment au cristallin une enveloppe particulière, riche en vaisseaux.

La membrane pupillaire est constituée par du tissu conjonctif avec de rares cellules ; c'est pourquoi, quand on y fait des coupes, on ne trouve pas toujours des cellules. Elle reçoit ses vaisseaux dès le deuxième mois de la vie embryonnaire, ceux-ci persistent jusque vers le sixième et septième mois. Ces vaisseaux viennent d'une part de l'artère hyaloïde, par le canal hyaloïdien, se divisent en un pinceau de ramifications qui s'étalent comme une membrane sur la paroi postérieure du cristallin, arrivent à l'équateur de cette lentille, contournent son bord et passent sur la partie antérieure de la membrane qui nous occupe.

Vu de devant, ce réseau vasculaire se présente ainsi : à la place de la pupille on voit une fine membrane transparente avec de nombreux vaisseaux sanguins radiaires. Les plus fins, qui sont les plus nombreux, dérivent de l'artère capsulaire, les plus gros des vaisseaux de l'iris, mais s'anastomosent avec les autres. Le centre de la membrane est ou non pourvu de vaisseaux. Nous parlerons de l'iris quand l'évolution de la membrane pupillaire nous sera familière.

Physiologie de la membrane pupillaire

Nous l'avons vue fermer le trou optique, être le rudiment de la cornée, mais là ne se borne pas son rôle. Elle est solidaire de la choroïde, de la membrane capsulaire qui limite en avant le corps vitré et enveloppe en arrière le cristallin. Comme cette dernière, elle contribue au développement du corps vitré, à celui du cristallin, et enfin, par sa solidarité avec la choroïde, à celui de l'iris. Son rôle est-il accompli, l'appareil dioptrique de l'œil est-il apte à remplir sa fonction, la nature devant prendre d'autres moyens pour sa conservation, elle suit alors cette grande loi physiologique ainsi posée: un organe, un tissu, qui n'ont plus leur raison d'être ne tardent pas à s'atrophier et même à disparaître.

Vers le sixième ou septième mois de la vie fœtale, les vaisseaux de la membrane pupillaire commencent à disparaître et le tissu qui leur sert de support se résorbe aussi à son tour. Cette régression suit une route excentrique, elle se fait petit à petit et, à la naissance, il n'y a plus trace de cette membrane, si ce n'est quelques replis de vaisseaux au bord de l'iris.

Mais il se peut que la totalité ou une partie plus ou moins grande de cette membrane ne se résorbe pas et persiste. Suivant que cette résorption laissera subsister ou détruira telle ou telle région, on comprend facilement combien doivent être variables les formes que pourra revêtir cet arrêt de régression que les auteurs ont vu prendre tantôt l'aspect étoilé, tantôt l'aspect d'une corde sous-tendant un arc du cercle pupillaire, tantôt paraissant comme un diamètre complet ou simplement un rayon de la circonférence figurée par le petit cercle de l'iris.

Maintenant que la structure de la membrane pupillaire et son évolution nous sont suffisamment connues, quelques mots sur l'iris.

Originairement un avec la membrane pupillaire par sa partie interne, il est libéré ordinairement à la naissance : c'est-à-dire quand l'œil peut remplir sa fonction. Peut-être les gens étrangers à l'art et même quelques médecins nous diront que l'œil alors n'est pas apte à voir, ou pour mieux dire que l'enfant ne voit pas encore. Il est prouvé que l'enfant voit alors, mais il faut que l'éducation de ce sens se fasse. L'enfant voit, mais ne sait pas encore regarder. Cette question n'entrant pas dans notre sujet, nous examinerons l'iris tel qu'il est dans l'âge adulte.

Nous ne referons pas, après tant d'autres, l'anatomie complète de ce diaphragme; nous ne nous occuperons ici que de sa face antérieure et de son aspect à l'éclairage oblique, parce que ce sont les seules indications fournies par cet examen qui, en clinique, nous dirigent dans le diagnostic.

Un moyen très commode pour étudier l'iris et se faire une idée exacte de sa structure à l'état normal, c'est de l'étudier sur soi-même. Si on se place devant un miroir concave à fort grossissement, on est frappé de voir combien son aspect diffère de celui qui est figuré par certains auteurs et notamment par M. Sappey. On peut en effet distinguer deux zones concentriques. Toutes les deux ont un aspect particulier qui ne trouve son analogue que dans les colonnes charnues de la paroi interne du cœur. Comme ces muscles, elles paraissent comme sculptées dans l'épaisseur du diaphragme irien, auquel elles tiennent sur tout leur trajet. La direction générale de ces fibres est radiée.

Celles qui appartiennent au plan postérieur sont plus serrées, plus minces, s'anastomosent et se confondent avec la terminaison de celles qui appartiennnent à la couche la plus superficielle.

Si on examine attentivement la périphérie de l'iris, on voit que sa face antérieure est formée presque exclusiment par les fibres qui appartiennent à la couche la plus superficielle. Ces fibres s'anastomosent entre elles en formant de larges mailles inégales au travers et au-dessous desquelles apparaît la couche sous-jacente avec sa direction plus régulièrement radiée. Ces deux couches ne diffèrent pas seulement par leur situation, mais aussi par leur couleur. Bien souvent, un examen attentif, surtout s'il porte sur des yeux de nuance un peu claire, montrera juxtaposées des couleurs absolument inattendues. Ceci résulte des leçons de mon maître, M.

le professeur Gayet, et d'un dessin fait d'après nature, qui m'a été obligeamment remis par M. Albert Masson.

Que l'iris se contracte ou se dilate, son aspect reste le même. Il nous a paru toujours obéir aux lois générales qui président à la contraction musculaire et ainsi formulée : un muscle ou une fibre musculaire, en se contractant gagnent en épaisseur ce qu'ils perdent en longueur. M. Sappey dit que les zigzags qu'il figure dans son livre sont les vaisseaux, mais les vaisseaux de l'iris n'ont pas cette forme régulièrement radiée et parallèle ; d'ailleurs ce serait un fait unique dans l'économie que ce plissement absolument régulier de vaisseaux destinés à suivre l'organe qu'ils doivent nourrir dans ses diverses modifications en longueur.

La face antérieure de l'iris, ainsi que j'ai pu le voir sur des préparations microscopiques faites sur des iris de lapins albinos facilement imprégnables au nitrate d'argent, est recouverte d'un endothélium, à peu près le même que celui qui tapisse la face postérieure de la cornée. C'est ce que mon maître nous a enseigné dans ses belles cliniques de l'année scolaire 1881-82. C'est ce qu'enseigne l'école anglaise, c'est encore ce qui ressort de l'étude embryogénique de la cornée et surtout de la chambre antérieure, que nous venons de faire. Mais cet endothélium ne recouvre pas toute la région antérieure de l'iris. Il s'arrête au niveau du sphincter irien. Là, en effet, la couleur de l'iris change. Elle est plus foncée; c'est qu'un épithélium différent d'origine le recouvre. Dans l'embryogénie de l'iris, nous avons parlé du pigmentum nigrum tapissant la face postérieure de l'iris;

c'est ce pigmentum qui forme ce petit cercle uvéen qui borde le pourtour de la pupille. Nous appuyons sur ce détail parce que l'intégrité de ce petit cercle, dans certains cas, sa rupture dans certains autres, nous fourniront des indications qui nous seront éminemment utiles et sur lesquelles nous reviendrons, en les faisant valoir, lorsque le moment sera venu.

C'est, en effet, en dehors de ce cercle uvéen que se trouve le point d'insertion de la membrane pupillaire, particularité qui avait fait dire à tort à Kessler que la membrane pupillaire n'était que la continuation de l'endothélium de l'iris.

La membrane pupillaire et l'iris nous étant suffisamment connus, quelques mots sur la région antérieure de l'œil : c'est là, en effet, que se passent les phénomènes que nous avons à étudier.

Région antérieure de l'œil

Formée d'une part par le cristallin, de l'autre par l'iris, la menbrane pupillaire et la cornée, quand cette avant-dernière n'a pas encore disparu, elle offre un curieux aspect avant la naissance.

Longtemps ces différentes parties restent étroitement appliquées les unes contre les autres, de telle sorte que les deux chambres n'existent qu'à l'état virtuel. Ce n'est qu'après la naissance que la chambre antérieure se développe peu à peu, mais l'iris reste toujours appliqué contre la paroi antérieure de la capsule cristallinienne. Dès lors, il n'est pas difficile de se convaincre que la moindre inflammation puisse produire facilement des synéchies plus ou moins considérables. Ce sont les différentes affections qui peuvent donner lieu à ces synéchies qui font l'objet du chapitre suivant.

CHAPITRE II

AFFECTIONS POUVANT SE COMPLIQUER DE SYNÉCHIES

Nous diviserons les affections qui peuvent se compliquer de synéchies en deux classes :

1° Affections intra-utérines.

2° Affections extra-utérines.

§ 1. — Affections intra-utérines

Ces affections peuvent se diviser en deux catégories. La première comprend des affections transitoires comme les fièvres éruptives : pouvant passer de la mère au fœtus. La seconde, les affections dépendant d'une maladie constitutionnelle, se transmettant du père ou de la mère au produit de la conception et imprimant à celui-ci le sceau ineffaçable de la diathèse. Celle-ci se manifestera plus tard par des troubles divers sous l'influence de la moindre cause.

Affections transitoires. — Parmi les affections de la première catégorie, nous comprendrons la variole. Celle-ci, selon un bon nombre d'observateurs, se transmettrait au fœtus et amènerait sa mort, suivie de l'expulsion, ou bien le vaccinerait seulement. Mais il y a des observations qui tendent à prouver que le fœtus peut être affecté de variole et guérir. Alors on voit sur sa surface tégumentaire quelques rares cicatrices, attestant que l'enfant a eu la variole. En oculistique, les varioles se compliquant d'iritis ne sont pas rares : je ne parle même pas de la pustule pouvant amener la perforation de la cornée, ceci est d'une connaissance vulgaire.

Mais les auteurs sont muets au sujet des synéchies intra-utérines, qu'elles soient produites par des fièvres éruptives ou autres. Aussi, nous nous garderons de rien affirmer sur ce sujet qui n'entre qu'indirectement dans notre plan. Nous ferons remarquer cependant que, dans le cas où le diagnostic entre la synéchie uvéenne et la persistance de la membrane pupillaire ferait hésiter, on devrait tenir compte de cette possibilité.

Affections constitutionnelles. — La syphilis peut être mise au premier rang. (1) Mais il est rare que les lésions

(1) Lawson, Case of intra-utérine syphilitic iritis. *Méd. Times and Gaz.* vol. 50, p. 363.

oculaires, telles que iritis avec ses variétés, se montrent avant un mois après la naissance. Il est une affection de la cornée sur laquelle nous voulons appeler l'attention, car elle peut, quand elle a lieu, nous éclairer sur l'origine réelle d'autres affections de l'œil, telles que iritis et synéchies, rétinites ayant pu survenir à une époque antérieure : je veux parler de la kératite diffuse parenchymateuse ou mieux hérédo-syphilitique de Hutchinson. Rare avant un an, c'est à partir de cet âge à quinze ans qu'elle est le plus fréquente.(1) Quelques auteurs nient son origine toujours syphilitique. C'est probablement parce qu'ils n'ont pas recherché les antécédents ou que ceux-ci leur ont été cachés. Du reste, en semblable matière, ce n'est pas chose facile que d'avoir des indications vraies. Mon maître, M. le professeur Gayet, en a trouvé un bon nombre de cas dans sa pratique et toujours, tôt ou tard, il a fini par trouver l'origine syphilitique.

J'ai été frappé de deux cas qu'il nous a présentés dans le courant de mes études, c'étaient deux jeunes filles. Contrairement à ce que l'on trouve dans cette sorte de kératite. les dents étaient belles et régulières, il n'y avait aucun autre indice. La constitution était belle.

Mais il n'en est pas toujours ainsi, malheureusement.

Les affections constitutionnelles ou diathésiques étant peu connues quant aux désordres qu'elles produisent

(1) D'après le relevé des cas observés dans la clinique pendant ces années sur le total des kératites parenchymateuses les kératites d'Hutchinson entrent en proportion de 26 0/0 à peu près également réparties de 1 à 9 ans et de 10 à 15 ans.

dans l'œil pendant la vie intra-utérine, nous passons à l'étude des affections de la seconde classe.

Dans celles-ci, nous les retrouvons dans leurs manifestations au milieu d'autres que l'on peut dire acquises. Ici, l'incertitude sera moins grande; l'observation journalière a dissipé les ténèbres. Nous serons court.

---

§ 2 Affections extra-utérines

Ces affections n'entrent dans notre cadre qu'autant qu'elles donnent lieu à des accidents immédiatement ou peu de temps après la naissance, parce que c'est dans ces cas seulement qu'une erreur de diagnostic est possible entre les synéchies qu'elles produisent et la persistance de la membrane pupillaire.

La syphilis héréditaire, qui est la cause la plus fréquente, se manifeste ordinairement chez l'enfant peu de temps après la naissance par les accidents qui caractérisent la période secondaire, et personne n'ignore que c'est à cette période que les iritis sont fréquentes.

L'enfant peut aussi l'acquérir par contact. Plus tard, dans l'âge adulte, l'homme gagne de la même manière la syphilis en s'exposant avec des individus souillés par cette maladie; mais, dans ce dernier cas, les manifestations du côté de l'iris n'arrivent qu'à un âge assez avancé relativement, et les commémoratifs suffisent seuls pour faire remonter la maladie à sa véritable cause.

Les affections rhumatismales se manifestent quelquefois par des iritis, et cette diathèse, comme cause, arrive immédiatement après la syphilis. Une de nos observations, celle de D., se rapporte à un cas qui se rattache à cette étiologie.

La blennhorragie peut avoir des retentissements directs sur l'iris, ainsi que le prétendent certains auteurs.(1)

Mais il est une affection que nous ne pouvons laisser passer inaperçue, c'est l'ophthalmie purulente des nouveaux-nés. L'on sait comment ces petits êtres en sont infectés. Elle peut produire non-seulement une vive inflammation de la cornée et sa perforation, mais encore une iritis passant souvent inaperçue; de là des synéchies et des désordres souvent irréparables dans l'organe de la vision.

Nous rappelons ici pour mémoire les fièvres éruptives. Toutes ces affections peuvent amener l'iritis sous une des formes suivantes : l'iritis peut être simple ou séreuse, parenchymateuse, purulente, condylomateuse, cette dernière forme est spéciale à la syphilis.

L'iritis se manifeste ordinairement par le phénomène douleur. Il y a de l'injection au pourtour de la cornée, photophobie, et par conséquent, rétrécissement du champ pupillaire. Ceci peut quelquefois échapper quand l'enfant est en bas-âge, mais non quand il peut parler.

Toutes ces différentes étiologies, au point de vue des erreurs de diagnostic auxquelles elles peuvent donner

(1) Jullien.

lieu, n'ont pas la même valeur. Une synéchie relève-t-elle d'une ophthalmie purulente, les commémoratifs et fréquemment les altérations de la cornée éclairent le diagnostic.

Il en est de même des fièvres éruptives, à moins cependant, mais c'est là une exception rare, qu'elles n'aient été tellement bénignes qu'elles aient passé inaperçues. Dans cette dernière hypothèse seulement, le diagnostic peut présenter des difficultés.

Etant donné qu'une adhérence irienne, pour une raison quelconque, apparaisse immédiatement après la naissance de l'enfant, il nous paraît nécessaire d'indiquer ici son mode de formation qui, d'ailleurs, est le même que chez l'adulte. Cette étude n'est pas sans intérêt au point de vue du diagnostic différentiel.

Nous avons vu que la pupille se resserrait sous l'influence de la photophobie. Que l'inflammation persiste, alors nous aurons des exsudats plus ou moins abondants, lesquels forment des pseudo-membranes plus ou moins épaisses. Ces dernières peuvent même obstruer complètement le champ pupillaire, adhérer et au cristallin et à l'iris. Ou bien encore l'iris enflammé perd son épithélium par places et se soude aux parties voisines, avec la face postérieure de la cornée, si une cause quelconque l'a repoussé en avant, ou bien, et ceci est le plus fréquent, avec la face antérieure du cristallin, parce que, normalement, il est appliqué contre celui-ci.

Ces fausses membranes peuvent revêtir les formes les plus bizarres. Une plus ou moins grande partie peut se résorber, il peut même ne rester que des tractus étoilés ou simplement filiformes pouvant facilement donner le change. Dans ces cas, la synéchie se forme, à peu près constamment, comme le cas figuré dans l'observation M. P. recueillie dans le service de M. le professeur Gayet. On peut y voir des grains de pigment diffusés mais d'une manière irrégulière. Ce pigment vient du cercle uvéen, mais surtout de la face postérieure de l'iris.

Dès lors, on voit ce petit cercle uvéen plus ou moins denté, rompu dans certains points. Fait capital, ces fausses membranes partent du rebord pupillaire ou de la face postérieure de l'iris, comme nous l'avons vu sur les exemples photographiés dans l'album de la clinique de la Faculté, planche 59, deuxième volume.

Ces adhérences pathologiques sont les seules qui puissent, à cause de leur forme étoilée, être confondues avec les persistances de la première catégorie décrites par Rumszewicz (1) mais elles s'en distingueront toujours par les signes communs à toutes les variétés d'adhérences.

Une question qui offrirait un grand intérêt ici, serait de savoir si une iritis intra-utérine ne pourrait pas amener outre des lésions dans l'appareil cristallinien, un arrêt de régression de la membrane pupillaire, celle-ci offrant alors du pigment, qui proviendrait de la dissociation de

(1) In : *Mémoire* de la Société de Médecine de Varsovie t. LXXVIII, 1882, fasc. 1. (Dor et Meyer.)

celui de l'uvée. Mais nous croyons qu'il serait téméraire de se prononcer, la vérification étant à peu près impossible et l'assertion ne pouvant reposer que sur des hypothèses.

CHAPITRE III

OBSERVATIONS

Wecker dit, en 1867, qu'il y avait à peu près 18 cas bien avérés de persistance de la membrane pupillaire, répartis ainsi :

Trois cas dans les anciens auteurs, Wrisberg, Wardrop et Beer	3
Cinq de MM. A. Weber, Alfred Grœfe et Horner (trois appartiennent à ce dernier)	5
Cinq autres publiés par Cohn	5
Un autre de Warthon Jones	1
Un autre de Pagenztecher	1
Mooren en publie cinq autres	5
Wecker en ajoute trois autres	3
Total en 1867	23 cas

Sichel fils, en 1879, dit qu'on en connait alors vingt et quelques cas et il en ajoute un autre que nous citerons plus tard.

Nous avons recueilli outre celles que cite Wecker, quelques autres observations dont les unes ont échappé à ces auteurs et les autres sont postérieures à leur ouvrage. Voici leur énumération :

Une de Samelson que nous rapporterons. Une de Talko, en 1871, et une de Manz (1875) ces deux dernières dans la revue de Nagel. Drouin en cite une dans sa thése; elle est de Dixon, 1859 ; celle-ci n'est pas citée par les auteurs.

Dans le journal de MM. Dor et Meyer (1882) nous en trouvons cinq autres, appartenant à Rumszewicz.

Parmi ces cas. il en est trois où les filaments ne dépassent pas le sphincter irien lorsque celui-ci est contracté.

Les deux autres ont probablement paru dans les annales d'oculistique, car nous les avons trouvés sous le même nom.

Notre but n'étant pas de faire une statistique pour comparer la fréquence relative de cette anomalie avec les autres affections de l'œil, nous nous contenterons de rapporter quelques observations que nous avons prises dans les auteurs, puis nous rapporterons les nôtres.

Mais, pour mieux faire ressortir le diagnostic différentiel, nous citerons en premier lieu quelques observations de synéchies anciennes ayant pu simuler une persistance de la membrane pupillaire. Ceci nous donnera des points de comparaison.

Ce chapitre se divisera en deux articles :

Le premier contiendra quelques faits de synéchies anciennes.

Le deuxième, des cas de persistance de la membrane pupillaire.

Article 1er. — Quelques cas d'iritis anciennes simulant une persistance de membrane pupillaire.

On est frappé, en ouvrant les livres d'observations de voir ces cas ordinairement liés à des lésions de l'appareil cristallinien. C'est surtout alors que l'on rencontre la cataracte zonulaire, la cataracte pyramidale. C'est ce qui a fait dire à M. Gayet qu'il pensait que la cataracte zonulaire était probablement liée à une ancienne iritis ainsi que le démontre entre autres une observation que nous reproduisons en entier.

Par contre, on peut ajouter que des observations de persistance de la membrane pupillaire constatent aussi les mêmes lésions. De telle sorte que nous serions tenté de croire qu'une inflammation intra-utérine de l'iris ne serait pas sans influence sur la membrane pupillaire, et il est facile, par ce que nous avons dit du rôle de cette membrane, de voir alors ce qui peut survenir.

Observation I

(ANNALES D'OCULISTIQUE, tome 74 (1875)

Dans une note sur l'étiologie probable des cataractes zonulaires, M. Gayet cite deux faits :

Nous reproduisons l'un d'eux qui se rapporte à une jeune fille de 20 ans, « d'une bonne constitution et d'une santé satisfaisante. Elle entre à l'Hôtel-Dieu salle Ste-Marguerite n° 4, le 11 mars 1875, pour se faire opérer d'une cataracte molle siégeant à l'œil gauche. Cette cataracte qui n'offre rien de particulier attire moins notre attention que celle qui existe à l'œil droit et dont cependant la malade ne se plaint pas.

« Celle-ci se présente sous l'aspect d'une petite opacité centrale de la pupille, située assez profondément en arrière du plan de l'iris, et en définitive assez peu saturée.

« En regardant obliquement dans l'œil, on reconnaît que le regard peut pénétrer entre l'opacité et le bord pupillaire et cela sur tout le pourtour. L'examen ophthalmoscopique appliqué, après dilatation préalable de la pupille par l'atropine, révèle : 1° Un anneau parfaitement limpide, à travers lequel on aperçoit le fond de l'œil dans tous ses détails ; 2° une opacité plus épaisse sur ses bords et assez transparente à son centre pour laisser passer la lueur rougeâtre signalée par de Graefe.

« L'éclairage oblique montre l'opacité sous un aspect plus éclatant, en même temps qu'il permet d'apercevoir certains petits rayons qui dépassent la circonférence et sont peut-être l'indice d'une disposition du mal à s'étendre.

« C'est là, à n'en pas douter, un cas de cataracte stratifiée ; c'est, du reste, le diagnostic qu'en a porté le professeur Dor, présent à notre visite, avec lequel nous avons même discuté ce cas ; n'eût-on pas, du reste, ces preuves anatomiques, que l'essai des verres convergents, en nous démontrant l'état emmétrope de cet œil, ne laisserait aucun doute.

« J'arrive maintenant au détail sans contredit le plus intéressant de ce cas.

« En bas, à droite et à gauche de la pupille, il est facile de voir, après dilatation, deux petits tractus uvéens extrêmement fins, attachés d'une part au pourtour pupillaire et de l'autre appliqués à la face antérieure de la cristalloïde, avec cette particularité qu'à leur insertion il n'existe pas la plus petite, la plus imperceptible fausse membrane. C'est même une chose très curieuse que de voir ces fils avoir l'air d'être fixés dans le vide.

« Je n'ai pas pu me méprendre sur la nature ni sur la position de ces fils et j'ai pu les faire reconnaître à plusieurs personnes. Pour moi, ils sont l'indice d'adhérences anciennes de l'iris à la capsule, et par conséquent d'une iritis La malade déclare, du reste, que sa maladie remonte à sa première enfance.

« La cataracte opérée à gauche avec un succès complet n'a pas pu nous éclairer sur son origine, et nous ne pouvons que supposer, mais sans preuve, qu'elle était le résultat d'une affection primitivement pareille. »

De l'observation que nous venons de rapporter, il nous est bien difficile de tirer des conclusions, que l'auteur lui-même n'a émises que sous forme d'hypothèse ; mais elle n'en a pas moins d'importance et nous avons cru devoir la signaler, car elle entre absolument dans notre sujet.

Quelle que soit, en effet, l'étiologie qu'on admette, on est obligé de classer cette observation ou parmi les cas de persistance, et alors sa coïncidence avec une cataracte zonulaire lui donne beaucoup d'intérêt, ou bien on la regardera comme une altération d'origine pathologique, dont la date remonterait au premier âge. Dans tous les cas elle justifie les efforts que nous avons faits dans ce travail pour signaler les éléments sur lesquels on devra baser le diagnostic quand des cas analogues pourront se présenter.

Observation II

M. P. Employée dans une fabrique de pâtes alimentaires. Agée de 27 ans. Syphilis, il y a deux ans. Mariée, elle a eu trois enfants, morts en bas âge. Ganglions inguinaux longtemps engorgés. Elle a déjà subi un traitement spécifique. Se présente à la consultation gratuite et entre à la salle Ste-Claire pour une diminution croissante de la vue.

Les pupilles contractées sont mobiles ; pas de douleur ; très peu d'inflammation. A la loupe de Brucke, aspect irrégulier de la pupille.

Atropine le soir de son entrée.

Le lendemain le champ pupillaire agrandi montre de nombreuses adhérences dont cinq à droite. Ces adhérences filiformes sont toutes reliées à un point central adhérent au cristallin, point qui était caché par l'iris en contraction lors de l'entrée de la malade.

Teinte jaune sale des fibrilles et de la plaque centrale, quelques points pigmentés irréguliers çà et là.

Cette fausse membrane, dont les bords tiraillés ont pris cette forme singulière, est adhérente manifestement à la face postérieure de l'iris comme le montre l'éclairage oblique. Les fils, peu élastiques, se relâchent sous l'influence de l'ésérine et tranchent par leur couleur avec l'iris brun de la malade. Vue emmétrope. Rien à l'ophthalmoscope.

Cette observation, nous l'avons choisie à dessein parmi celles de la clinique ophthalmologique pour bien montrer que, dans certains cas, la pathologie pouvait donner naissance à des apparences de persistance analogues à celles dont nous avons parlé à la fin de notre deuxième chapitre, en citant à cette occasion Rumszewicz.

Observation III

D. (Michel) âgé de 6 ans, rue Cité de la Part-Dieu.

Se présente à la clinique ophthalmologique le 25 juin 1879.

Du côté de l'hérédité, la mère avoue qu'elle ne connait aucune maladie diathésique, mais le père aurait été souvent malade. Elle même aurait eu deux fausses couches, elle aurait vu ses cheveux tomber.

Depuis sa naissance, cet enfant a les yeux malades. Il a déjà été traité à la Charité, mais sans résultat.

Sa dentition est mauvaise.

Les deux iris sont bruns, assez foncés. Les cordelettes sont plus blanches et le bord pigmentaire passe en arrière ou bien est interrompu.

O. D. Au centre de la pupille on voit une petite tache blanche très-saturée avec un point central plus saturé encore et dont les bords cessent brusquement.

A l'éclairage oblique, on peut bien voir que cette tache siège sur la capsule.

O. G. Au centre de la pupille on voit encore une petite tache un peu colorée. Cette tache est reliée au bord pupillaire par 4 à 5 tractus colorés aussi. Les deux pupilles se dilatent mal par l'atropine. La gauche se dilaterait mieux.

A l'ophthalmoscope on voit le fond de l'œil.

Le diagnostic a été : ancienne irido-capsulite.

Nous faisons ici la même remarque que pour l'observation précédente.

Article II

Cet article contiendra deux paragaphes : dans le premier, nous rapporterons quelques observations prises dans les auteurs.

Dans le deuxième nous consignerons celles qui nous sont personnelles.

§ 1

Observations IV & V

Parmi les trois observations de Wecker; deux se rapportent aux dessins donnés par M. Cohn.

Un fil très-mince, inséré au cercle interne de l'iris, traversait horizontalement la pupille dont il suivait dans sa longueur les différents degrés de dilatation ; dans les deux cas l'anomalie avait lieu à droite. Ces deux yeux étaient parfaitement emmétropes.

L'une des deux observations se rapporte à un instituteur du Hâvre, âgé de 30 ans. L'autre à un vieux marquis de 60 et quelques années.

La troisième observation à un pharmacien, âgé de 20 ans. A droite, amblyopie très-forte, et où l'on voyait, au milieu du champ pupillaire, une plaque assez épaisse de pigment brun, siégeant sur la capsule, d'une étendue d'un millimètre et demi, nettement circonscrite et ne se rattachant par quoi que ce soit au bord pupillaire.

Ce dernier cas pour nous est douteux, quoique possible; il lui manque, pour être affirmé, un détail que nous ferons ressortir plus tard.

Observation VI

Cas de Sichel, observé sur les deux yeux d'une dame de 22 ans.

On voyait à l'œil droit, dans le champ pupillaire, une mince membrane pigmentaire réticulée, adhérente à la cristalloïde, de forme parfaitement ronde, un peu moins large que la pupille avec les bords de laquelle elle n'était jamais en contact, même pendant le maximum du resserrement de la pupille, lors de l'exposition de l'œil à une vive lumière.

Du côté interne, un mince filament partait de cette membrane pigmentaire et venait s'insérer dans le point correspondant du grand cercle iridien.

A l'œil gauche se remarquait une membrane pigmentaire identique à celle de l'œil droit, mais un peu plus mince et ne présentant aucun prolongement. Sur les deux yeux existait simultanément une cataracte disséminée et ponctuée. La malade affirmait n'avoir jamais souffert d'aucune affection oculaire antérieure, lisait couramment les caractères des n°s 6 et 7 des échelles de Jaëger sans le secours d'aucun verre ; ceux-ci, du reste, n'apportaient aucune modification à l'acuité visuelle. La malade ne venait consulter que pour une amblyopie survenue quelque temps auparavant et qui devait sans aucun doute être rapportée au développement progressif de la cataracte.

Observation VII

(THÈSE DE DROUIN, page 237 (1876)

Dixon rapporte l'observation d'un homme qui est venu le consulter pour sa myopie, et chez lequel il a constaté l'existence d'une bride aussi ténue qu'un cheveu, de la longueur d'une ligne environ, s'attachant par l'une de ses extrémités à l'iris, à une faible distance de son bord pupillaire, tandis que l'extrémité opposée était libre et se projetait dans le champ de la pupille. (*Diseases of the eye.* London, 1859 p. 120.

Observation VIII

(ANNALES D'OCULISTIQUE, t. 88 p. 171 (1882)

Colobome de l'œil, membrane pupillaire persistante, polycorie, par Rumschewitch.

Homme de 21 ans, cornées allongées dans le sens vertical, moins larges dans leur partie inférieure; colobome des iris. La fente s'interrompt au niveau du corps ciliaire. Au delà de l'ora retinienne existe une large fente de la choroïde, s'étendant jusqu'au nerf optique. Encoche inférieure du cristallin gauche, opacités dans la partie équatoriale inférieure des deux lentilles.

O. D. $S = \frac{15}{100}$; O. G. $S = \frac{10}{100}$, champ visuel concentriquement rétréci, outre la lacune correspondante au colobome. Au devant de chaque iris, existe une couronne ovalaire, en forme de fer à cheval, formée par un reliquat de la membrane pupillaire embryonnaire.

Elle n'est réellement isolée que dans sa partie inférieure au devant de la pupille. Les deux branches du fer à cheval se fixent sur la partie inférieure de la cristalloïde antérieure, et de nombreux filaments rayonnent de cette espèce d'asile vers la périphérie, donnant lieu, au devant de la partie inférieure du colobome de l'iris, à un lacis qui constitue la polycorie.

L'auteur, à propos de la genèse des colobomes de l'œil, combat la théorie défendue par Deutschmann (processus inflammatoire dans le tissu des lames céphaliques, scléro-chorio-rétinite intra-utérine) page 172.

Observation IX

Un cas de restes persistants de la membrane pupillaire embryonnaire, par le même.

L'anomalie a été observée chez un jeune homme de 21 ans. Sur la capsule antérieure existe, à droite, une plaque proéminente (1^{mm}, 5 de saillie, 5^{mm} de longueur). Il en part trois filaments qui se dirigent, en divergeant, en bas, sans adhérer à la capsule et se terminent à des dentelures situées au devant de l'iris; l'un des filaments, le plus externe, se subdivisant en quatre branches plus ténues. Ici encore il réfute la théorie d'une inflammation intra-utérine.

Observation X

(ANNALES D'OCULISTIQUE, t. 58, 1857.)

M. Horner (p. 259) en rapporte 3 cas.

Les restes de membrane pupillaire observés et figurés par l'auteur se bornent à deux filaments disposés bout à bout suivant un diamètre de la pupille ; le deuxième cas seul est curieux, en raison de la présence d'un troisième filament qui prend, comme les deux autres, son origine au sommet d'une cataracte pyramidale centrale. (Ils n'étaient pas rares en 1867). Une dame de 60 ans qui était venue consulter le professeur Stoeber pour un affaiblissement de la vue. O. G. Flocons nageant dans le corps vitré et deux filaments de membrane pupillaire disposés exactement comme ceux du premier cas figuré par M. Horner. Myopie.

Observation XI

(ANNALES D'OCULISTIQUE, t. 85, 1881)

Membrane pupillaire persistante, par A. Samelsohn de Manchester.

Du leucome central de l'O. G. d'une fille de 20 ans (mêmes particularités à peu de choses près sur l'œil congénère) partaient de nombreux filaments d'une couleur semblable à celle de l'iris, allant s'implanter dans cette membrane.

En outre, cataracte polaire antérieure légèrement pyramidale. Il s'agit probablement d'une synéchie irido-cornénne par perforation de la cornée (blennorrhée des nouveaux-nés).

---

§ 2

OBSERVATIONS PERSONNELLES

ET COMMUNIQUÉES

Observation XII

S. Victoire, 26 ans, domicile: Beaurepaire, giletière.

Le 20 octobre 1882, cette femme se présente avec sa petite fille, âgée de cinq ans, atteinte d'une conjonctivite catarrhale intense. Pendant que la petite fille subit le traitement, les yeux de la mère prennent l'aspect rouge et larmoyant qui sollicite notre examen.

Aspect général de la mère, débilité. Elle est malpropre, émaciée ; se livre à un travail excessif, mal rétribué. Elle se plaint de difficultés pour travailler, qui iraient en augmentant de plus en plus.

La diminution de l'acuité visuelle accusée par la malade ne pouvant être expliquée par le seul fait de sa conjonctivite, on pense à un vice de réfraction et elle est examinée à l'optomètre de Badal, d'abord sans atropine. Cet examen ne donne rien de concluant. On emploie la méthode de Donders, qui ne donne pas plus de résultat.

La malade, malgré sa répugnance à suspendre son travail, accepte l'atropine.

$V = \frac{5}{10}$ O. D ; $V = \frac{6}{10}$ O. G, échelle de Monoyer.

Pas d'amélioration notable par les verres divergents ; les verres convexes + 0,75 D et 1 D. semblent lui être plus agréables à porter, mais on ajourne le choix du numéro définitif à la guérison de son ophthalmie.

Paupières et conjonctives rouges injectées surtout dans les angles.

Globes — Aspect normal.

Cornées — Traces d'anciens néphélions à droite et en bas, consécutifs à des ophthalmies scrofuleuses de l'enfance.

Chambre antérieure — Normale.

Iris — Sain à gauche.

A droite coloboma donnant à la pupille un aspect particulier. Ce coloboma n'est pas total. Sous l'influence de l'atropine, à un certain moment, la pupille prend la forme allongée d'une pupille de chat, ou de celle d'un opéré d'iridectomie. Cette disposition est d'ailleurs maintenue par une petite bandelette filiforme à direction oblique de haut en bas et de dedans en dehors de même teinte que l'iris, qui est brun. Elle semble être constituée par un tissu analogue et on ne voit pas de discontinuité ni de changement de teinte à l'éclairage oblique avec une forte loupe. Cette adhérence semble élastique et ne flottait pas comme une corde mal tendue avant l'action de l'atropine.

Le bord externe du cercle uvéen s'arrête au niveau de ses insertions et le non changement de coloration fait supposer que la bride est tapissée de pigment.

La vision n'est pas gênée.

L'appareil cristallinien est intact.

O. D. A l'ophthalmoscope on constate à l'image renversée au dessus de la pupille, ayant ses caractères normaux, une plaque semblable à une plaque d'atrophie nettement délimitée. Pas de vaisseaux. Bords externes franchement taillés.

Cette plaque est manifestement une lésion en creux et non en saillie.

Le stroma choroïdien est très visible.

Le diagnostic porté est : fente choroïdienne persistante.

Rapproché de la persistance de la membrane pupillaire, ce fait lui donne de la valeur, surtout si l'on songe à l'hypermétropie, et ne permet pas de voir dans cette adhérence une ancienne synéchie, malgré les fréquentes maladies oculaires de l'enfance de cette femme.

Observation XIII

Le nommé P. R. âgé de 23 ans, tanneur, domicilié à Roanne, entre le 14 juin 1883, dans le service.

Ce malade prétend avoir eu la vue assez bonne jusqu'à onze ans et demi. Jusqu'à cet âge il aurait eu un peu de myopie, qui n'avait jamais nécessité le port de lunettes et pour laquelle il aurait cependant consulté des médecins.

A cette époque les pupilles auraient été normales. Le malade sait lire et écrire et il attribue à des lectures trop longues, trop assidues, son affection actuelle qui date de 11 ans.

A cette époque, à la suite d'un travail un peu exagéré qui avait nécessité des efforts d'accommodation, pendant que le malade écrivait en classe, il s'arrête subitement et constate qu'il lui est impossible de continuer sa page d'écriture. Les objets lui paraissent diffus, sans contours bien nets, comme plongés dans le brouillard. Pendant cinq ans, le malade s'est contenté de la vision insuffisante qu'il avait depuis l'accident.

Jamais de douleurs oculaires, jamais de maux de tête. Vers cette époque, c'est-à-dire vers l'âge de 16 ans environ, le hasard fit tomber sous ses mains des lunettes d'hypermétrope qui lui procurèrent une amélioration sensible. Cette expérience l'engagea à consulter un opticien qui par tatonnement lui donna des verres + 10 D, grâce auxquels la lecture devint possible et la vision des objets très nette.

Actuellement ce malade se présente avec l'aspect général d'une bonne santé. Annexes de l'œil en bon état ; globes, un peu d'hypotonie ; cornées saines, pas de traces d'anciennes affections oculaires.

La chambre antérieure a changé absolument d'aspect : elle a la forme d'un entonnoir dont l'axe, correspondant à la partie la plus profonde, serait dévié fortement en dehors pour l'œil droit. A gauche l'aspect est encore plus différent de ce qui se voit normalement, et le fond de cette espèce d'entonnoir se trouve en haut et en dehors, immédiatement sous le bord périphérique de la cornée. L'iris gris bleuâtre des deux côtés ne présente pas les différentes couches de fibres dont nous avons parlé au début de ce travail. Ses fibres sont uniformement radiées et tendent aux bords pupillaires très-étroits, irréguliers, qui occupent le fond de l'entonnoir que nous avons décrit plus haut. De plus, les pupilles déviées et situées en dehors pour l'œil droit, en haut et en dehors pour l'œil gauche sont très étroites. Celle de l'œil gauche se cache presque sous le limbe de la cornée.

Sous l'influence de l'atropine, la dilatation, très peu manifeste, laisse subsister la forme irrégulière de ces pupilles et ne leur donne à peine pas 2 millimètres de diamètre dans leur plus grande dimension.

Ces iris tendus comme des voiles légers au devant de l'humeur vitrée sont tremblotants et constamment agités de mouvements ondulés.

La vision avec les verres + 12 D atteint $\frac{1}{2}$ échelle Monoyer.

A l'éclairage oblique on trouve tout d'abord flottant dans la pupille, des deux côtés, de petits filaments très-mobiles, plus minces et plus courts à droite qu'à gauche, mais présentant des deux côtés les mêmes caractères. Une de leurs extrémités est libre de toute adhérence et part tantôt au devant, tantôt en arrière de l'iris. L'extrémité fixe adhère à la face antérieure du diaphragme irien et son insertion est manifestement située sur cette face, laissant en arrière tout le bord pupillaire. Le cristallin apparait à droite quand on plonge un vaisseau lumineux en bas et en dedans sous forme d'une lentille blanche opaline.

A gauche, il n'est pas visible dans les mêmes conditions. Pour le percevoir, il faut donner au malade une attitude particulière et l'examiner avec le miroir de l'ophthalmoscope quand il fléchit fortement la tête.

Le malade le voit lui-même à ce moment comme une goutte d'eau jaune, qui gêne sa vision.

Au fond de l'œil on constate un staphylome postérieur très net.

Le diagnostic porté par M. le professeur Gayet : a été luxation spontanée du cristallin et corectopie.

Ce malade ayant fait l'objet d'une de ses cliniques, il a insisté d'une manière particulière sur la coïncidence : 1° de la persistance de ces filaments dont l'insertion correspond exactement à l'insertion de la membrane pupillaire.

2° de la malformation congénitale qui constitue chez le malade un staphylome postérieur.

3° Enfin il a émis sous forme dubitative l'hypothèse que la luxation spontanée du cristallin avait dû être probablement facilitée par la structure anormale ou incomplète de l'appareil suspenseur du cristallin.

Observation XIV

P. C., étudiant en médecine, 22 ans.

Jamais d'affection oculaire dans le bas âge, sauf un léger traumatisme sans importance.

Conjonctivite légère, il y a cinq ans, qui a été guérie par le carbonate de plomb sans laisser de trace.

Un travail un peu prolongé lui amène facilement un peu de rougeur des paupières.

Les deux globes sont sains : celui de droite seul est dévié en haut et en dedans.

Cet œil, le seul dont nous ayons à parler, examiné au point de vue dioptrique, donne des résultats très différents de l'œil gauche. V. $= \frac{1}{25}$ pour O. D. et V. $=$ 1 pour O. G. ; avec des verres $+$ 1, 50 D.

O. D. dévié en haut et en dedans. La diplopie n'existe que dans la partie inférieure du champ du regard. Les images sont doubles, superposées et homonymes. Leur différence augmente dans le regard en bas et vers le côté sain.

Le mouvement de rotation en bas est très diminué. La face est inclinée en bas et vers le côté sain. Les mouvements en bas et en dehors sont très difficiles. En un mot, nous sommes en face d'une paralysie du grand oblique.

Cornées saines, chambre antérieure normale.

Appareil cristallinien transparent.

Iris brun, fortement pigmenté, également teinté des deux côtés, sans malformation à droite, sensible à la lumière.

Par l'examen minutieux fait à l'éclairage oblique, on constate que la pupille est traversée de bas en haut et de dehors en dedans par deux petits fils situés sur le prolongement l'un de l'autre et qui semblent au premier abord n'en former qu'un qui traverserait la circonférence pupillaire comme un diamètre. Chacun de ces fils a la même structure, s'insère au même point et présente absolument la même apparence que l'autre.

Ils naissent sur la face antérieure de l'iris à environ un mm. du rebord pupillaire, précisément à l'endroit qui sépare la zone régulièrement radiée de la couche plus antérieure des fibres qui entrent dans la constitution de ces larges mailles que nous avons décrites à la portion périphérique de l'iris. Cette insertion se fait par un épanouissement triangulaire. La face postérieure de ce filament est doublée d'une couche de pigment qui lui donne la même teinte que le reste du diaphragme irien. Il part au devant du cercle uvéen, traverse l'ouverture pupillaire en s'amincissant un peu et enfin on le voit très nettement s'insérer à la cristalloïde antérieure à très peu de distance du filament venu du côte opposé qui semble en être la continuation.

Pas d'opacités sur la cristalloïde. Ces petis fils restent toujours tendus quel que soit l'état de dilatation ou de contraction de la pupille.

L'examen ophthalmoscopique qui a été fait par M. le professeur Gayet, explique dans une certaine mesure la diminution de l'acuité visuelle.

Tous les vaisseaux font, sur le bord péri-papillaire, un léger crochet qui dénote un épaississement de la rétine. Le diagnostic de notre maître a été : persistance de membrane pupillaire accompagnant une malformation congénitale dans la structure de la rétine qui explique la diminution de l'acuité. Cette altération est fort probablement dûe à une hypertrophie des éléments de Muller.

Observation XV

C. Antoinette, âgée de 51 ans, rue des Marronniers, ménagère.

S'est présentée à la consultation gratuite le 11 mai 1881.

Cette malade est atteinte d'eczéma depuis très longtemps.

Début d'ophthalmie à l'œil droit il y a quinze jours par une inflammation très vive de tout le globe oculaire. Douleurs péri-orbitaires, photophobie, larmoiement, sensation de gravier.

O. G. sain.

Le droit a toujours eu une acuité très faible, il distingue les doigts.

Inflammation des conjonctives oculaires et palpébrales.

Le globe est fortement injecté. Pas de traces de leucome à la cornée.

La chambre antérieure est normale.

On observe un coloboma naturel à l'œil droit avec persistance d'une petite adhérence filiforme en bas.

On constate à l'appareil cristallinien une teinte glauque des milieux.

L'acuité visuelle de l'œil gauche est faible; il ne distingue que les doigts. $H = + 2$ D.

Cette coïncidence de bride filiforme avec un coloboma naturel m'incline à penser que cette observation devrait rentrer dans le cadre des persistances de la membrane pupillaire : mais le point d'implantation de ce fil n'étant pas suffisamment énoncé, malgré la grande probabilité que nous avons d'être devant une persistance, nous resterons dans le doute.

CHAPITRE IV

Ce chapitre sera consacré à la discussion des faits et à leur comparaison de manière à en faire ressortir les éléments nécessaires à un diagnostic différentiel.

Ce diagnostic devant, dans certains cas, guider la conduite du médecin, nous terminerons en en faisant ressortir l'importance.

Avant d'entrer en matière, il est bon de se rappeler quelques détails sur la structure des débris de membrane pupillaire. Nous ne pouvons mieux faire que de rapporter ici une observation de Cohn. Celui-ci a pratiqué une iridectomie chez une fille de 23 ans. Ponfick fait l'examen microscopique des débris de membrane pupillaire. Voici comment cette observation est rapportée dans les *Annales d'oculistique*, tome 86 (1881).

Les filaments pupillaires naissaient à la surface antérieure de l'iris à un 1/3 de mm. du bord pupillaire. La racine d'un seul est visible, celle des autres est voilée par du pigment. Les procès filamenteux se réunissent à quelque distance pour former un fil plus épais. Leur surface est comme saupoudrée de granulations pigmentaires, et la fig. 25 (Diamètres) nous montre des vaisseaux dérivant des branches iriennes sous forme de lignes ténues.

Examen histologique. — Les appendices qui se détachent comme des radicules de l'iris sont constitués par le même tissu que les couches iriennes voisines. On y trouve un tissu fibrillaire dense à stries légèrement ondulées au niveau d'inflexions et parcourues par de nombreux capillaires qui les enlacent. Quatre terminaisons libres des appendices filamenteux sont tronquées ou coupées obliquement sans modifications de leurs éléments. Un revêtement épithélial n'existe que par endroits sur les deux faces.

Nous ajouterons à cette description un peu incomplète ce qui suit :

Les filaments de membrane persistante s'élargissent à leur implantation sur l'iris, de telle sorte que, de linéaires et parallèles qu'ils étaient, ils deviennent triangulaires à ce niveau. (Rumszewicz, déjà cité).

Dans le courant de nos observations, un fait capital ressort : c'est que ces débris de membrane pupillaire s'insèrent en avant et en dehors du rebord pupillaire, à une région qui nous est déjà connue. C'est là, en effet, que la membrane pupillaire s'insère. Tous les auteurs qui se sont préoccupés de la question de diagnostic ont signalé cette disposition : elle ne manque que dans certaines observations. Dans ces cas, cette omission a toujours été due à ce que le diagnostic différentiel ne touchait que d'une façon incidente au sujet traité par les auteurs.

A côté des éléments fournis au diagnostic par le rapport de ces persistances filiformes avec le cercle uvéen, rapport sur lequel nous insistons, il en est un autre que nous n'avons vu signalé que par quelques auteurs qui, à notre avis, n'y ont pas assez insisté, mais auquel nous attribuons une certaine valeur. Nous voulons dire la coïncidence de cette malformation avec d'autres siégeant sur les organes voisins. Cette coïncidence est fréquente.

Il nous suffit de rappeler ici que dans les observations n°s XII, XIII, XIV, XV, qui nous sont personnelles, cette coïncidence a toujours été notée: tantôt nous avons vu un coloboma irien (observation numéro XII, XV, etc.), tantôt une persistance de la fente choroïdienne, tantôt enfin un staphylome postérieur avec d'autres lésions probables du côté de l'appareil cristallinien, lésions qui donnent tant d'intérêt à l'observation numéro XIII.

Enfin, dans l'observation XIV qui concerne M. P. étudiant en médecine, nous avons vu cette persistance de la membrane pupillaire accompagner un strabisme et un vice de réfraction.

De tous ces faits, si nous éliminons ceux qui ne peuvent nous donner que des indications douteuses pour nous en tenir à ceux où le diagnostic a été posé et discuté avec soin, nous pouvons conclure que, dans la plupart des cas, il sera possible au médecin de dire s'il a en face de lui une persistance anormale ou une synéchie pathologique.

Pour cela il devra toujours tenir compte par ordre d'importance :

1° De la situation de la membrane.

2° De l'état d'intégrité du cercle uvéen.

3° De l'état des parties environnantes, et même des annexes de l'œil (strabisme etc.)

Il devra en outre s'aider de tous les renseignements que pourra lui donner un examen ophthalmoscopique fait avec soin.

On ne devra pas oublier non plus qu'en général les persistances filiformes peuvent avoir du pigment par amas irréguliers, sur leur face postérieure, tandis que ce pigment se montre plus volontiers sur la face antérieure des fausses membranes d'origine pathologique.

La forme étoilée à plusieurs rayons appartient généralement aux affections d'origine pathologique, les altérations congénitales ayant plutôt la forme de cordes qui sous-tendent des parties du cercle pupillaire.

La couleur ne nous fournit pas d'indications positives ; les propriétés physiques, telles que l'élasticité, sont variables, la persistance est tantôt flottante (observations XIII etc.), tantôt au contraire tendue (observations XII, XIV.)

L'adhérence au cristallin peut exister, mais généralement elle fait défaut, tantôt parce qu'une de ses extrémités est libre, tantôt parce que cette même extrémité se relie avec les fibres iriennes du côté opposé.

Enfin quand cette adhérence filiforme traverse toute la pupille, dans certains cas elle affecte une forme particulière qui dénonce son origine.

En effet, en l'examinant attentivement, on lui reconnaîtra tous les caractères de structure, de forme, d'aspect et de couleur qui appartenaient au cas dont l'examen microscopique a été fait. L'adhérence ressemblera en un mot absolument à une fibrille de la couche antérieure qui aurait passé par dessus le cercle uvéen et la pupille sans s'y arrêter.

CONCLUSION

Les persistances de la membrane pupillaire connues dans la science jusqu'à ce jour ont toutes pour caractère commun leur innocuité et ne gênent pas la vision par elles-mêmes : elles peuvent coïncider avec une excellente acuité.

Les adhérences d'origine pathologique qui peuvent simuler cette malformation ont, au contraire, toutes les conséquences des irido-capsulites qui leur donnent naissance.

Etant donc donné l'innocuité bien reconnue des unes, et au contraire la gravité du pronostic chez les autres, le diagnostic dictera pour ainsi dire au chirurgien la conduite qu'il a à tenir. Il a donc par suite le plus grand intérêt à avoir toujours présents à la mémoire les signes auxquels il pourra la reconnaître.

C'est en tenant compte par ordre d'importance des caractères que nous avons signalés qu'il pourra éviter l'erreur dans laquelle est tombé ce médecin cité par un auteur classique. Celui-là ayant pris une persistance avec polycorie pour une iritis condylomateuse, lui avait appliqué le traitement anti-syphilitique.

Autant l'iridectomie s'adressant à la conséquence et le traitement général s'adressant à la diathèse, quand il en existe une dans l'étiologie, peuvent rendre des services, autant au contraire toute espèce d'intervention serait fâcheuse dans le cas de malformation. (Sauf, bien entendu, si la membrane, persistant en son entier, s'opposait à la communication de la chambre antérieure avec la postérieure, comme V. Ammon en cite un cas qu'il figure dans son atlas). (1)

---

(1) Von Ammon, planche XIII, fig. X, XI, XII, XIII, 1841, enfant mort à l'âge de 6 mois.

TABLE DES MATIÈRES

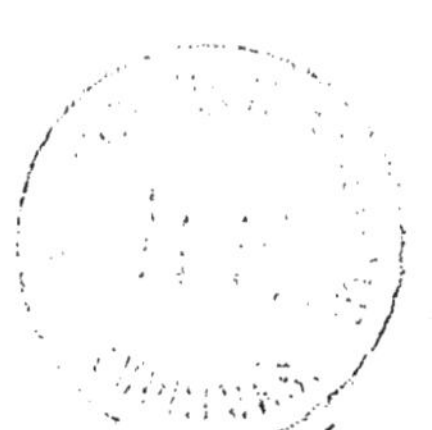

ERRATA :

A la page 45, obs. XIV, 3ᵉ alinéa, au lieu de : *par le carbonate de plomb*, lire : *par un acétate de plomb*.

25

www.ingramcontent.com/pod-product-compliance
Ingram Content Group UK Ltd.
Pitfield, Milton Keynes, MK11 3LW, UK
UKHW020221210726
13856UKWH00006B/1331